시니어 우울증 예방·치료를 위한
시멘토 마음건강 워크북 〈2편〉

목차

숫자 칸 색칠하기	2p	문장 만들기	19p
한 붓 그리기	3p	즐겨 보는 TV 프로그램	20p
마음 전달하기	4p	알맞은 모양 그리기	21p
냉장고 정리하기	5p	책갈피 만들기	22p
원님의 재판	6p	물병으로 운동하기	23p
복식호흡법	8p	규칙 찾기	24p
기억하기 1	9p	자서전 소설 쓰기	25p
기억하기 2	10p	요즘 나의 생각들	26p
하늘 관찰하기	11p	글자 조합하기	27p
시 따라 쓰기	12p	내 이름 삼행시	28p
긍정의 말	13p	계산하기	29p
건강한 제철 음식 1	14p	우리나라 태극기	30p
건강한 제철 음식 2	15p	감사 일기	31p
나의 단골 가게	16p	정답	32p
숨은 낱말 찾기	17p		
미로찾기	18p		

숫자 칸 색칠하기

<보기>를 참고하여 모양에 해당되는 색으로 칸을 모두 채우고 아래 질문에 답해보세요.

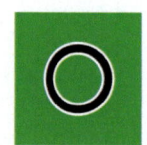  

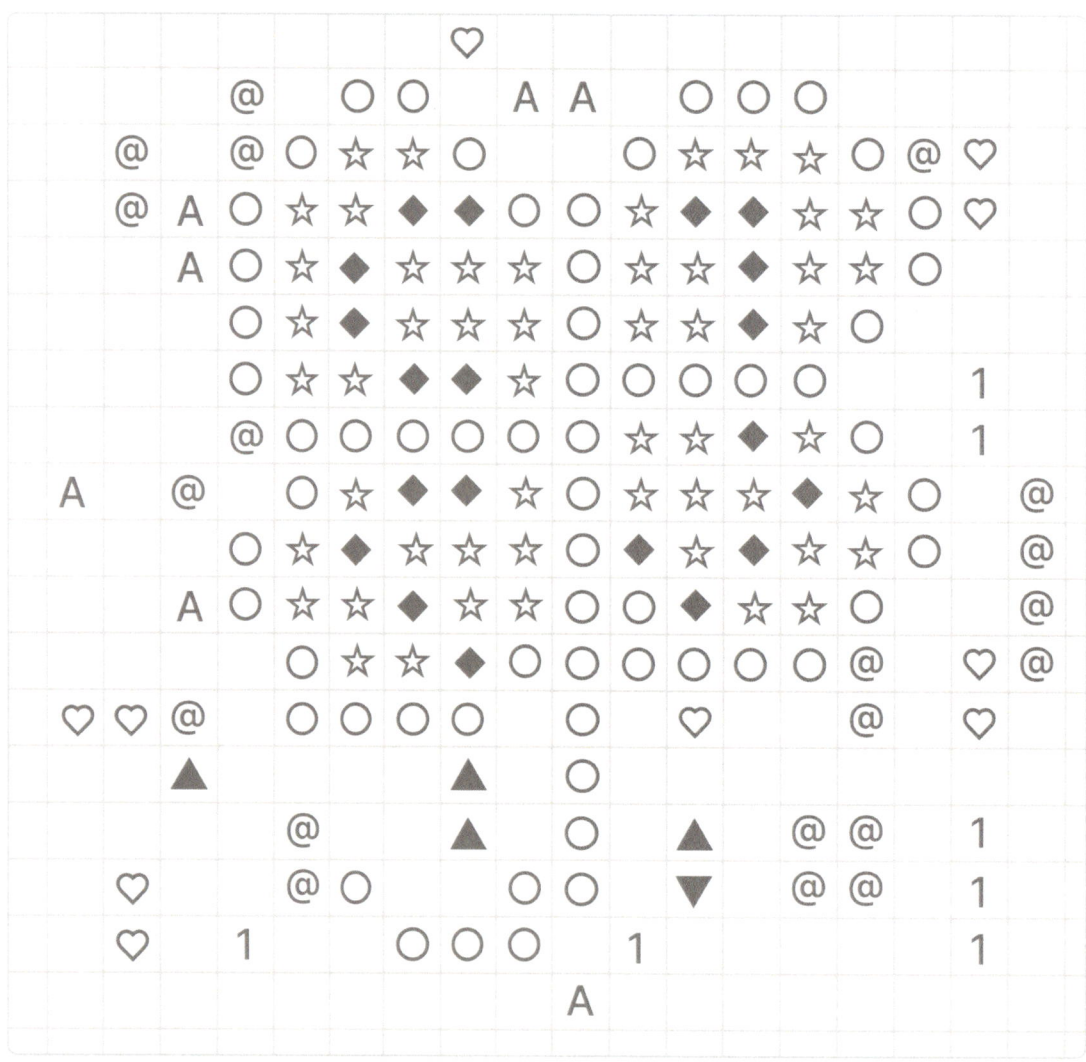

🌸 문제를 풀자 어떤 그림이 나타났나요?

한 붓 그리기

〈출발〉부터 종이에서 손을 떼지 않고 한 선으로 그림을 완성해 보세요.

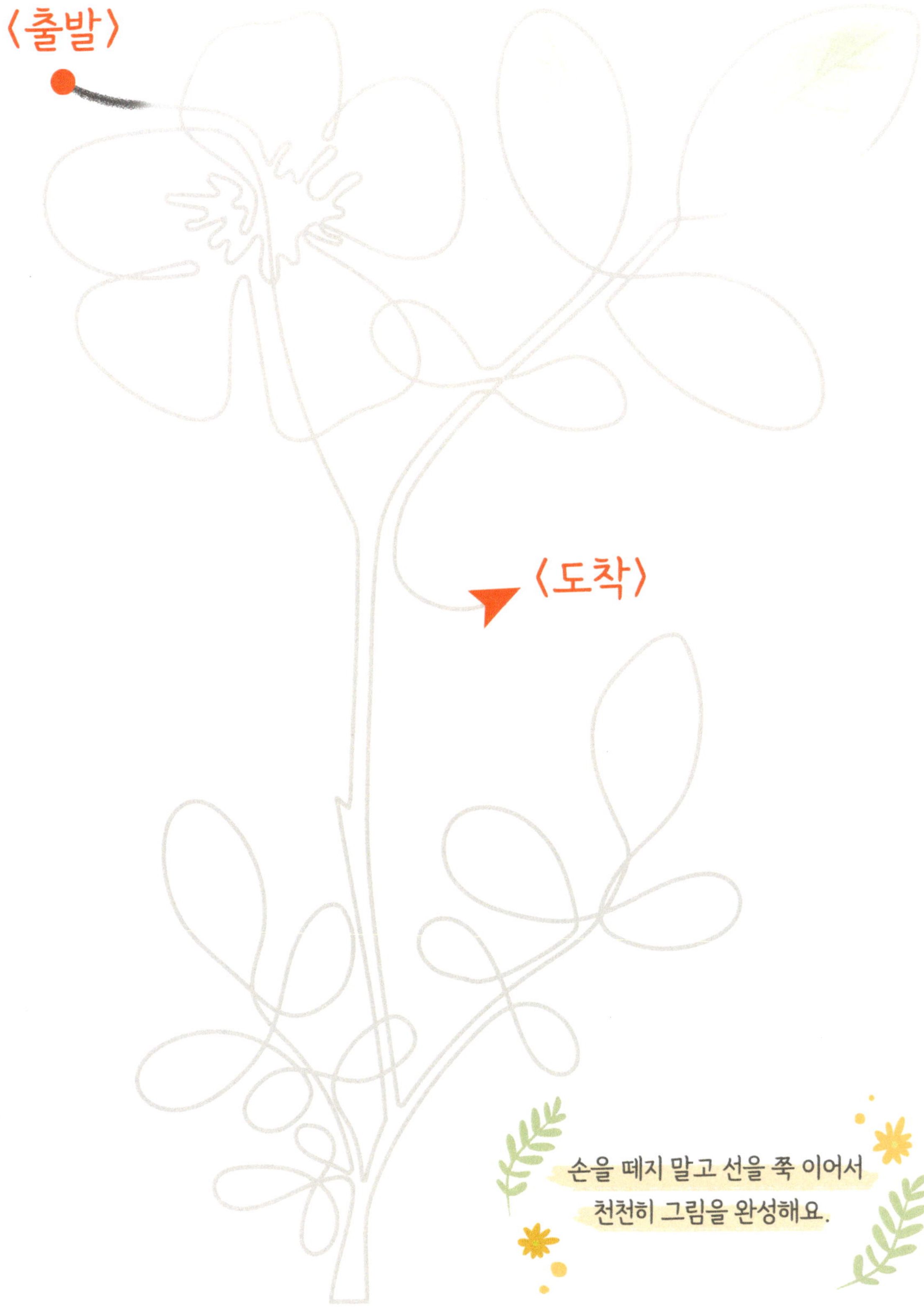

〈출발〉

〈도착〉

손을 떼지 말고 선을 쭉 이어서
천천히 그림을 완성해요.

시니어 우울증 예방·치료를 위한 시멘토 마음건강 워크북 2편

년   월   일   요일

마음 전달하기

나의 마음을 담은 편지를 적어 생각나는 사람에게 보내보세요.

- 마음이 우울할 때에는 주변에 마음을 터놓을 수 있는 존재가 꼭 필요합니다.
  나의 감정을 진솔하게 이야기하는 것은 쉽지 않은 일입니다.
  말로 하는 것이 어렵다면 편지로 마음을 전달하는 것을 연습해 보세요.

　　　　　에게

년　월　일　요일

냉장고 정리하기

아래 질문을 읽고 답해보세요.

✿ 냉장고에 있는 식재료를 확인해 보고 어떤 것들이 있는지 적어보세요.

_____　_____

_____　_____

_____　_____

_____　_____

> 유통기한이 지났거나 오래된 재료들이 있다면 깨끗하게 정리해 보세요.

✿ 지금 있는 재료들로 어떤 음식을 만들 수 있나요?

_____

✿ 건강한 식단을 챙기기 위해 사야 할 재료를 적어보세요.

_____　_____

_____　_____

_____　_____

> 영양소가 풍부한 음식을 섭취하면 뇌 기능을 향상시키고
> 우울증을 완화하는 데에 큰 도움이 됩니다. 하루 세끼 건강한 식단을
> 스스로 챙기며 나를 잘 돌보는 연습을 해보세요.

년 월 일 요일

원님의 재판

전래동화 〈원님의 재판〉을 읽어보세요.

　옛날 어느 관아에 한 청년이 비단 보자기를 들고 관아에 찾아왔습니다.
　"원님, 제가 길을 가다가 이 보자기를 주웠습니다."
　"그 속에 든 것이 무엇이냐?"
　"잘 모르겠습니다. 제 것이 아니니 열어보지 않았습니다."
원님이 보자기를 열어 확인해보니 속에는 무려 엽전 200냥이 들어있었습니다.
이때 밖에서 한 남자가 헐레벌떡 관아로 뛰어 들어왔습니다.
　"나리, 큰일 났습니다. 저 좀 도와주십시오!"
　"무슨 일이냐?"
　"지난 밤 술에 취해 엽전이 가득 든 보자기를 잃어버렸습니다."
　"잘됐구나. 마침 여기 보자기를 주운 사람이 있다.
　네 보자기에는 몇 냥이 들어있었냐?"
보자기 주인은 순진해 보이는 청년을 힐끔 바라보고 말했습니다.
　"제 보자기에는 3백 냥이 있었습니다."
　"흠, 이상하구나. 이 보자기에는 2백 냥 밖에 들어 있지 않았다. 그럼 이것은 네 것이 아니구나."
　"앗, 아닙니다. 어젯밤에 제가 잃어버린 것이 분명합니다."

"그럼 정말 3백 냥이 들어있단 말이지?"
"틀림이 없습니다!"
"그렇군. 그럼 이 보자기는 네 보자기가 아니다.
이 보자기는 보자기를 주운 청년이 가지고 있다가 주인이 나타나면 돌려주거라. 혹 주인이 없다면 이 보자기는 네가 갖거라."
이야기가 이상하게 흘러가자 보자기 주인은 마음이 조급해졌습니다.
"아, 아니! 잘 생각해 보니 2백 냥이 맞는 것 같습니다!"
"고얀 놈! 네가 감히 나를 놀리느냐?
여봐라! 당장 저놈을 옥에 가두거라!"
"아이고, 나리. 잘못했습니다. 살려주세요."
지혜로운 원님은 욕심 많은 보자기 주인에게 벌을 주고 착한 청년에게는 상을 주었답니다.

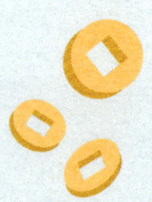

❋ 전래동화 <원님의 재판>을 읽고 어떤 생각을 했나요?

_____
_____

❋ 무언가에 욕심을 낸 결과가 안 좋았던 경험이 있나요?
    욕심을 내려놓기 위해 어떻게 해야 할까요?

_____
_____
_____
_____

년 월 일 요일

복식호흡법

우리 몸에 좋은 복식호흡을 따라 해보세요.

복식호흡의 장점

1. 흉식 호흡에 비해 3~5배 더 많은 공기를 마실 수 있습니다.
2. 뇌의 혈류량을 증가시켜 뇌세포의 활동을 촉진시킵니다.
3. 신진대사가 활발해져 기초대사량이 올라가며 몸속의 노폐물과 독소를 효율적으로 배출해 줍니다.
4. 혈압, 혈중 콜레스테롤 수치를 낮춰줍니다.
5. 스트레스로 인한 두통과 불면증 등이 완화됩니다.

✿ 복식호흡 방법

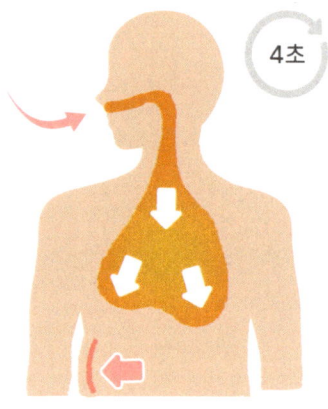

4초 동안 숨을 들이마시고 배가 불룩해집니다.

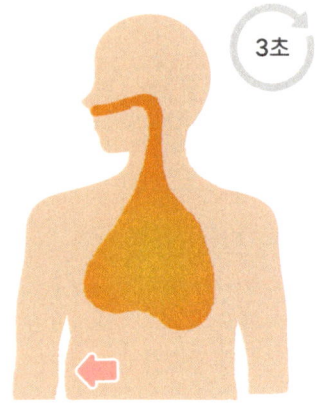

숨을 멈추고 3초간 멈춥니다.

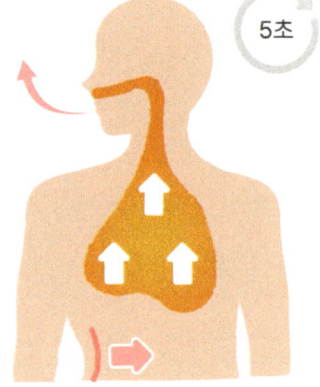

숨을 깊게 내쉬며 배를 들어가게 합니다.

🍃 복식호흡 처음 따라하기

복식호흡이 어렵다면, 누워서 가슴과 배에 손을 올리고 배의 움직임을 느끼며 천천히 시도해 보세요. 잠들기 전 10분 정도 복식호흡을 해보며 마음을 차분하게 가라앉혀보세요.

년 월 일 요일

기억하기 1

아래 화투 모양을 잘 기억하고 다음 장으로 넘어가세요.

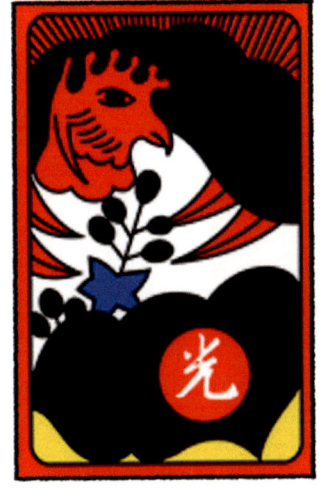 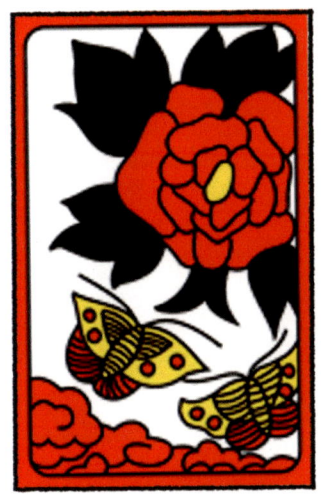 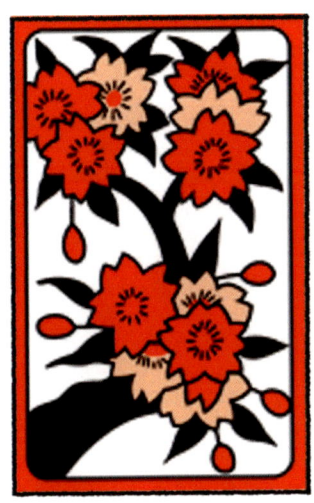

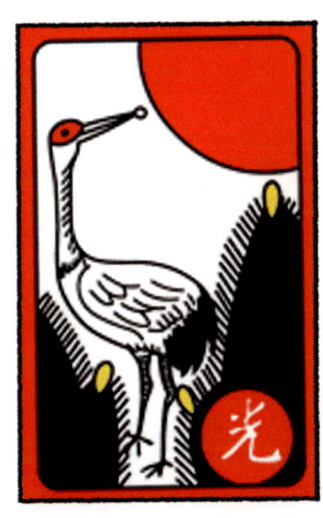 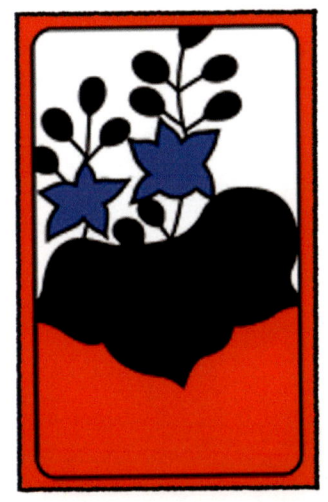 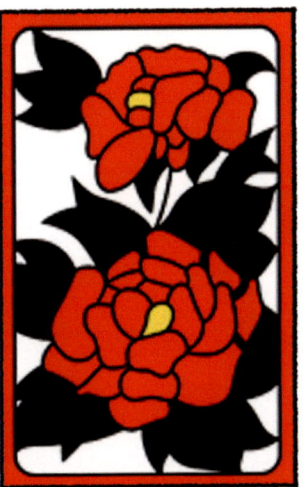

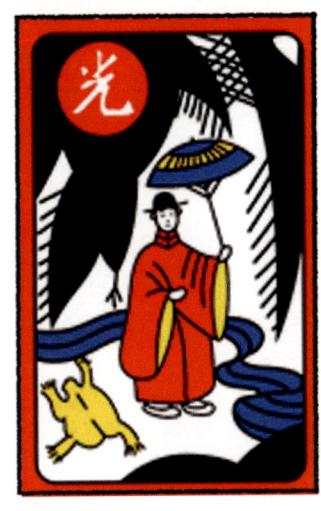 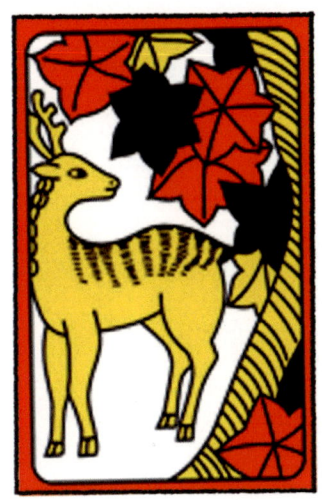 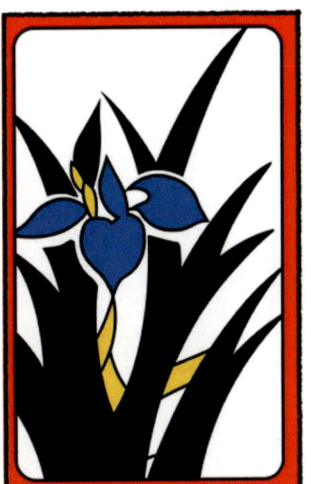

년   월   일   요일

기억하기 2

앞 장을 잘 기억해 보고, 바뀐 화투패를 모두 찾아 동그라미 해보세요.

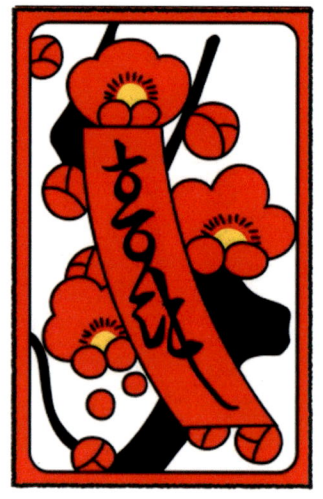 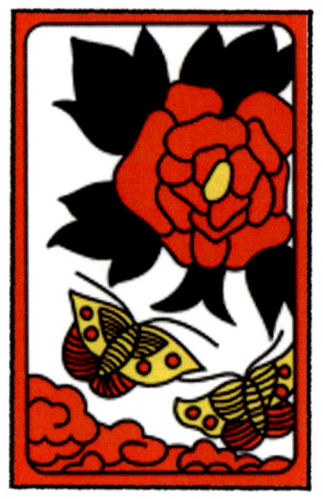 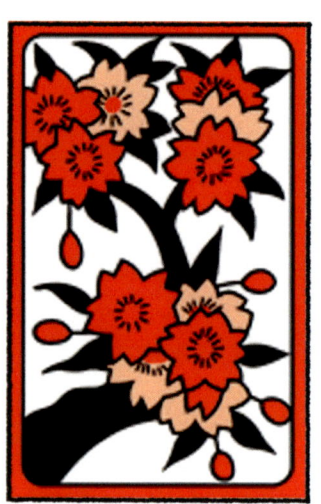

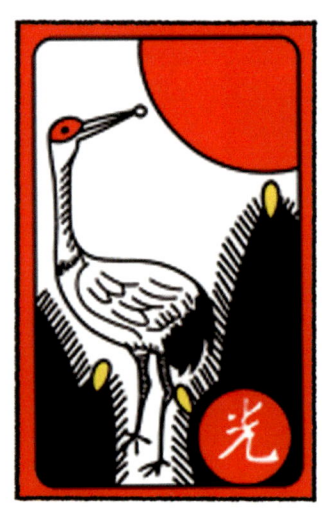 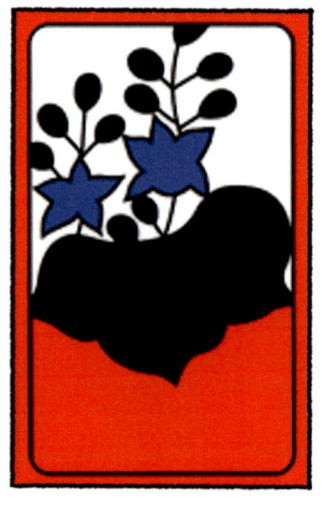 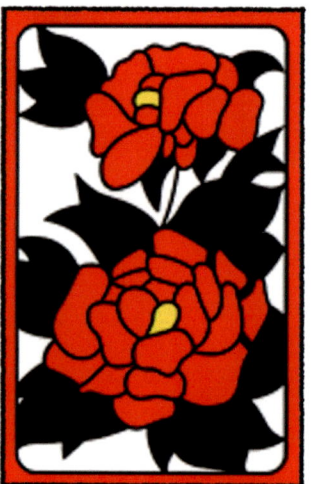

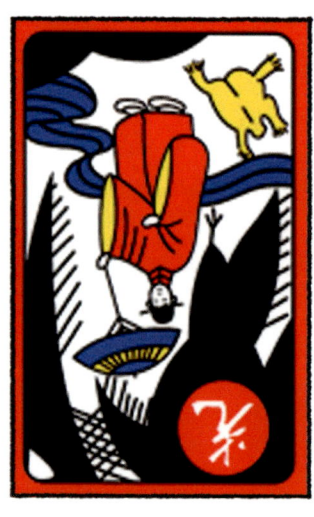 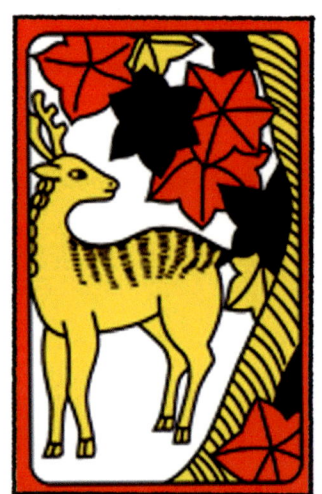 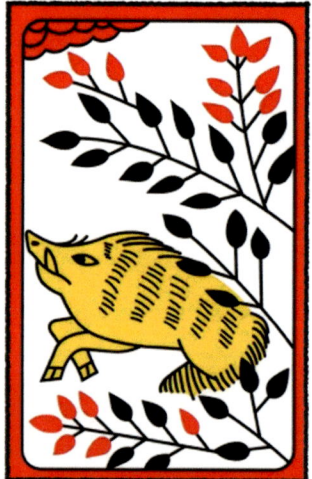

년　월　일　요일

하늘 관찰하기

오늘 하늘을 관찰하고 아래 질문에 답해보세요.

❋ 최근에 하늘을 본 적 있나요?

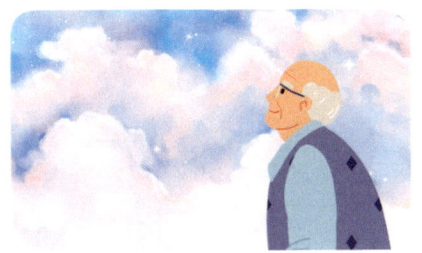

_____

❋ 오늘 하루 하늘을 관찰해보세요. 아침과 저녁의 하늘을 관찰하고 빈칸에 그려보세요. 또 어떤 느낌이 들었는지 아래에 적어보세요.

아침　　　　　　　　　　저녁

_____　　_____

❋ 오늘 밤에는 어떤 모양의 달이 떴는지 관찰해 보고 모양을 그려보세요

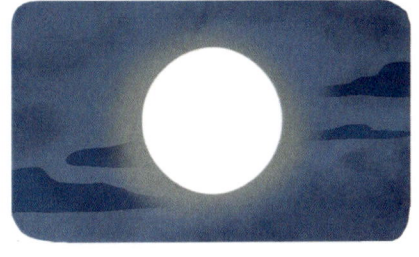

년   월   일   요일

시 따라 쓰기

아래의 시를 소리 내어 읽어 보고, 하단에 따라 적어 보세요.

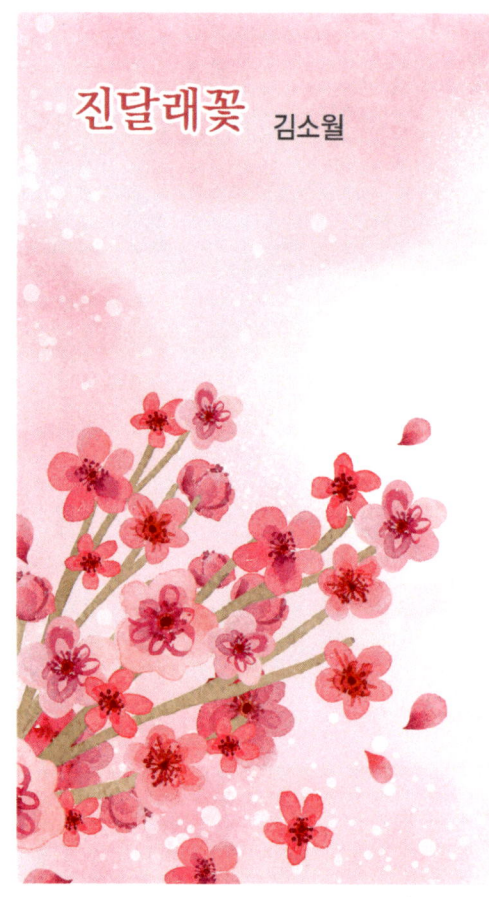

진달래꽃 김소월

나 보기가 역겨워
가실 때에는
말없이 고이 보내 드리우리다

영변에 약산
진달래꽃
아름 따다 가실 길에 뿌리우리다

가시는 걸음걸음
놓인 그 꽃을
사뿐히 즈려밟고 가시옵소서

나 보기가 역겨워
가실 때에는
죽어도 아니 눈물 흘리우리다

❋ 시에 대해 느낀 점을 얘기해 보고, 하단에 시를 따라 적어보세요.

_____
_____
_____
_____
_____
_____

년   월   일   요일

긍정의 말

아래 예시를 보고 부정의 말을 긍정의 말로 바꿔 적어보세요.

> 부정적인 말을 긍정적인 말로 바꾸는 연습을 통해 상황을 보다 긍정적으로 바라보고 자신감을 갖는 연습을 해봅시다.

부정의 말		긍정의 말
이건 안될 것 같아.	▶	한번 다시 해보자!
나를 싫어하는 사람이 있어.	▶	
정말 힘들어 죽겠어.	▶	
이건 나한테 안 어울려.	▶	
나중에 해야지.	▶	
일이 잘못되면 어떡하지?	▶	
난 왜 이렇게 느리지?	▶	

년 월 일 요일

건강한 제철 음식 1

해당 월의 제철 음식을 색칠하고 이름을 적어보세요.

제철 식품은 해당 계절에 필요로 하는 영양소를 최대로 공급해 줍니다.
매달 제철 음식을 챙겨 먹으며 영양을 챙겨보세요.

1월

2월

3월

4월

5월

6월

건강한 제철 음식 2

해당 월의 제철 음식 이름을 보고 빈칸에 그림을 그려보세요.

7월 가지

8월 옥수수

9월

10월

11월 당근

12월

년 월 일 요일

나의 단골 가게

나의 단골 가게를 떠올려보며 아래 질문에 답해보세요.

✿ 내가 자주 가는 단골 가게가 있나요?
　이름을 적어보세요.

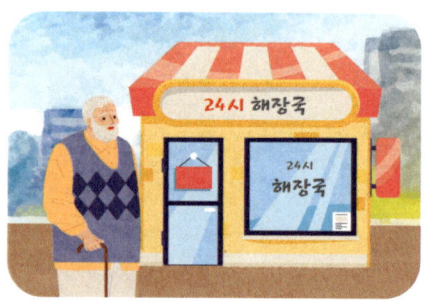

✿ 위에서 적은 단골 가게에 자주 가는 이유는 무엇인가요?

✿ 단골 가게의 위치는 어디인가요? 우리 집에서는 얼마나 걸리나요?

✿ 나의 단골 가게를 모르는 사람에게 가게 소개를 해보세요.

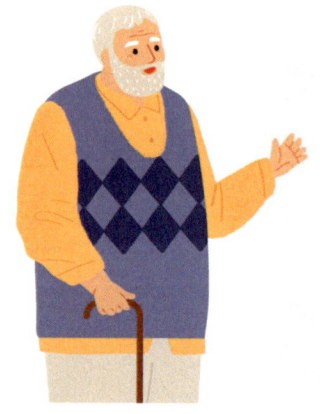

년 월 일 요일

숨은 낱말 찾기

〈보기〉에 있는 낱말들을 아래 표에서 찾아 동그라미 해보세요.

〈보기〉

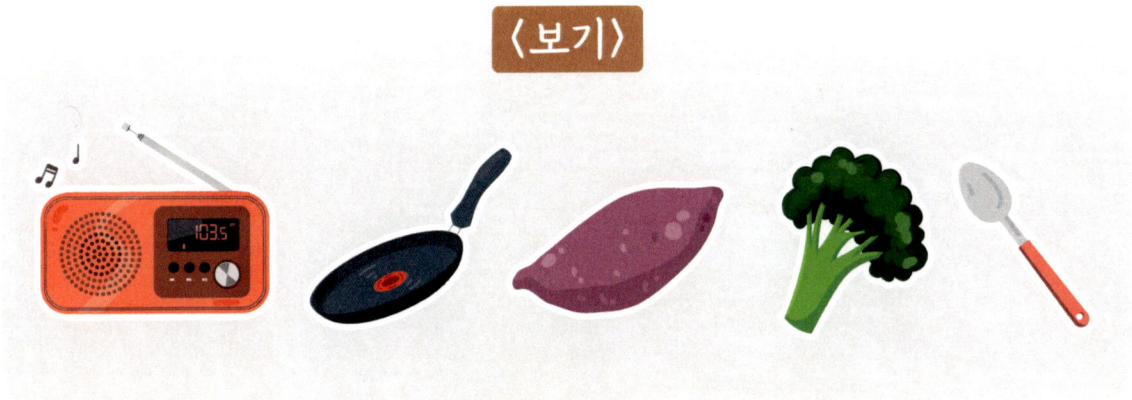

* 가로, 세로, 대각선 방향에 숨어 있는 단어를 찾아보세요.

라	면	프	포	콜	김	곡	고
디	미	브	도	숙	고	구	기
프	연	디	로	방	마	일	일
곡	라	디	오	콜	분	유	당
독	다	이	사	과	리	다	근
이	수	기	팬	일	손	숟	지
디	오	트	수	주	거	가	속
문	정	화	팬	스	락	락	실

년 월 일 요일

미로찾기

지하철역까지 길을 찾아 선으로 연결해 보세요.

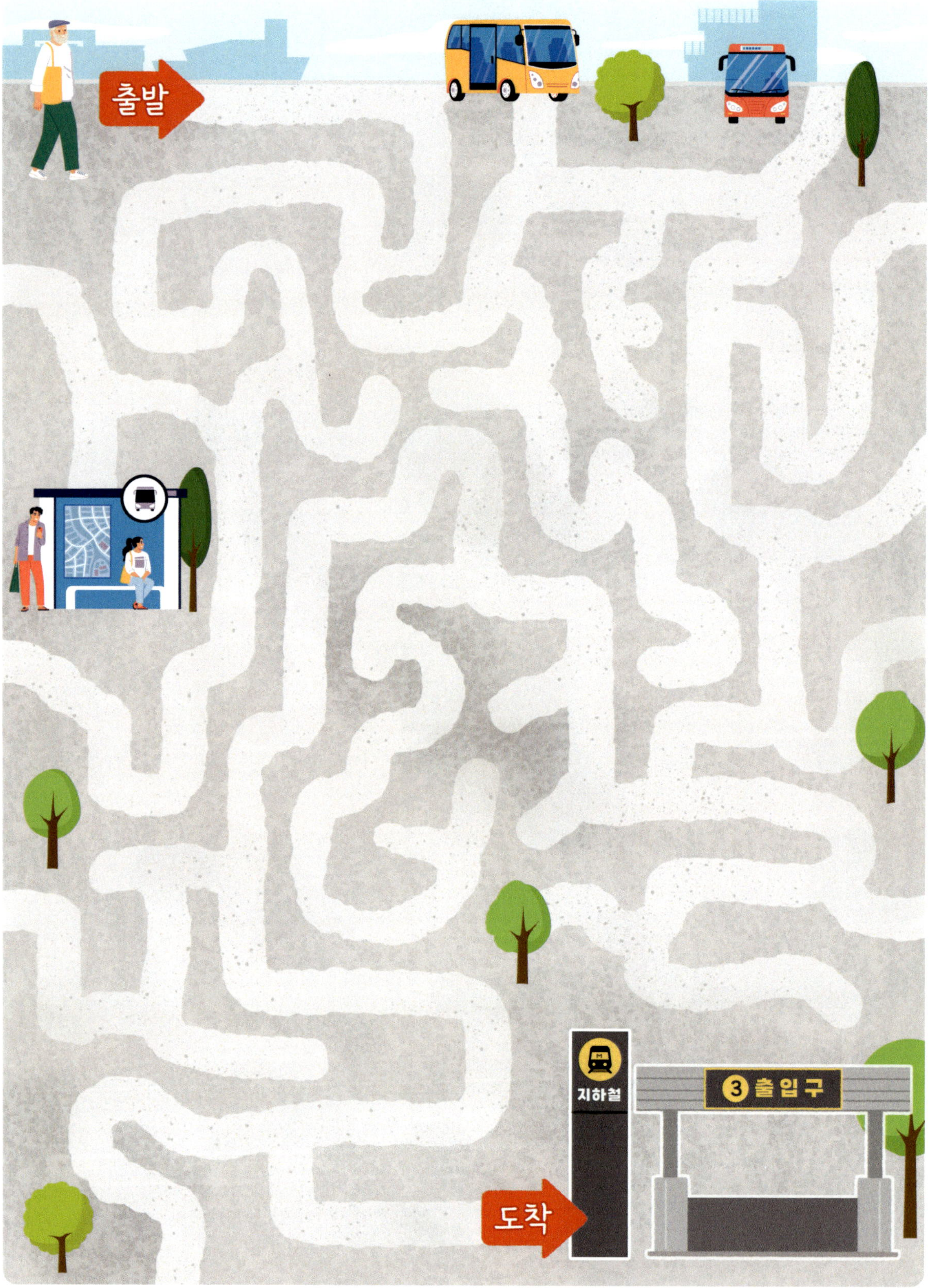

년 월 일 요일

문장 만들기

아래 단어를 자유롭게 모두 사용하여 문장을 만들어보세요.

| 즐거운 시간 | 놀이공원 | 온 가족 | 주말 |

[예시] **온 가족**이 **주말**에 **놀이공원**에 가서 **즐거운 시간**을 보냈다.

| 은행 | 매달 | 저축 | 아버지 |

| 시장 | 어머니 | 반찬거리 | 저녁 |

| 쉬는 시간 | 아이들 | 운동장 |

| 환자 | 병원 | 감기 | 최근 |

| 팝콘 | 콜라 | 손자 | 영화관 |

년   월   일   요일

즐겨 보는 TV 프로그램

내가 즐겨 보는 TV 프로그램이 무엇인지 생각해 보고 아래 질문에 답해보세요.

❋ 즐겨 보는 TV 프로그램이 있나요?
 (예능, 드라마, 뉴스 등)

❋ 자주 보는 TV 프로그램을 요일과 시간에 맞게 아래 편성표에 표시해 보세요.

	월	화	수	목	금	토	일
6시							
7시							
8시							
9시							
10시							
11시							
12시							
1시							
2시							
3시							
4시							
5시							
6시							
7시							
8시							
9시							
10시							
11시							

알맞은 모양 그리기

<보기>를 참고하여 아래 빈칸에 알맞은 모양을 그려보세요.

<보기>

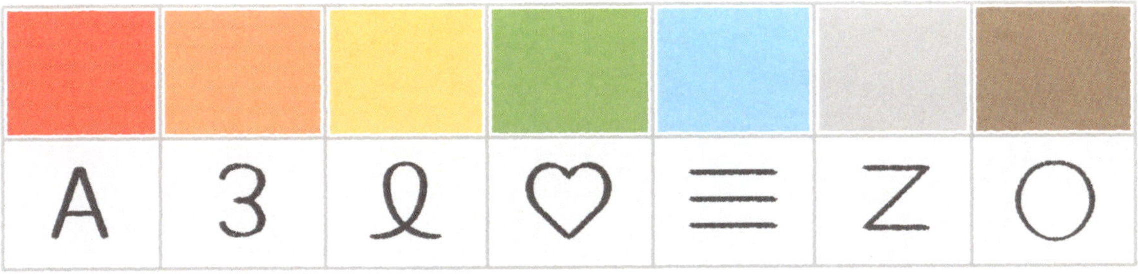

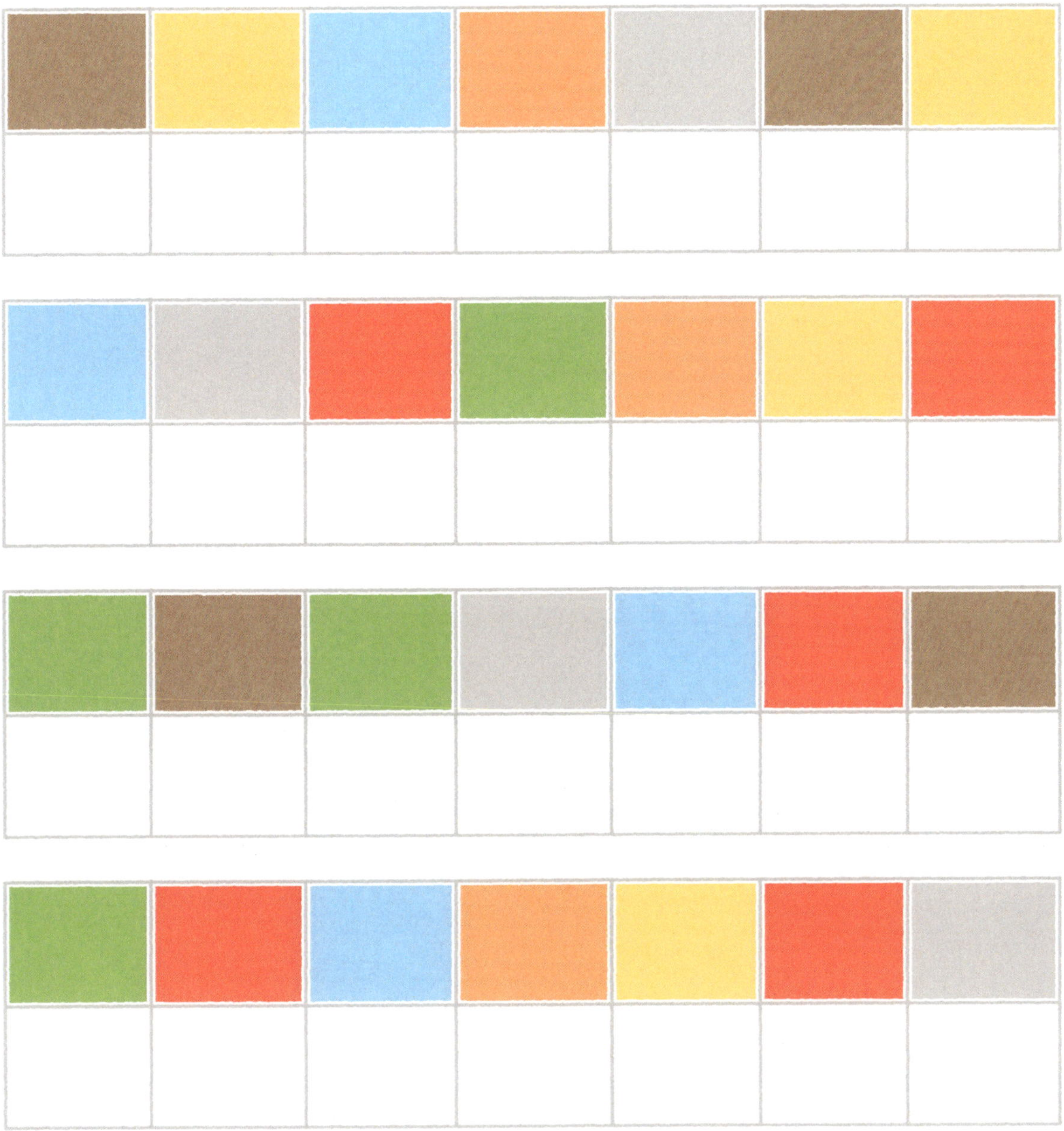

빨강	주황	노랑	초록	파랑	회색	갈색
A	3	ℓ	♡	≡	Z	O

책갈피 만들기

아래 책갈피를 사계절에 맞게 색칠하고 잘라 책갈피를 만들어보세요.

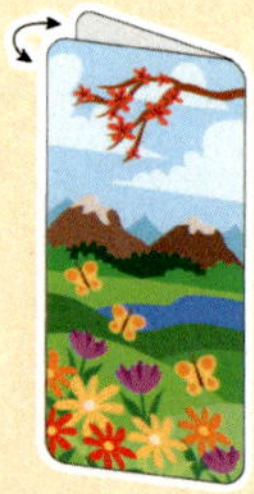

년   월   일   요일

뒷면을 풀로 붙여주세요.

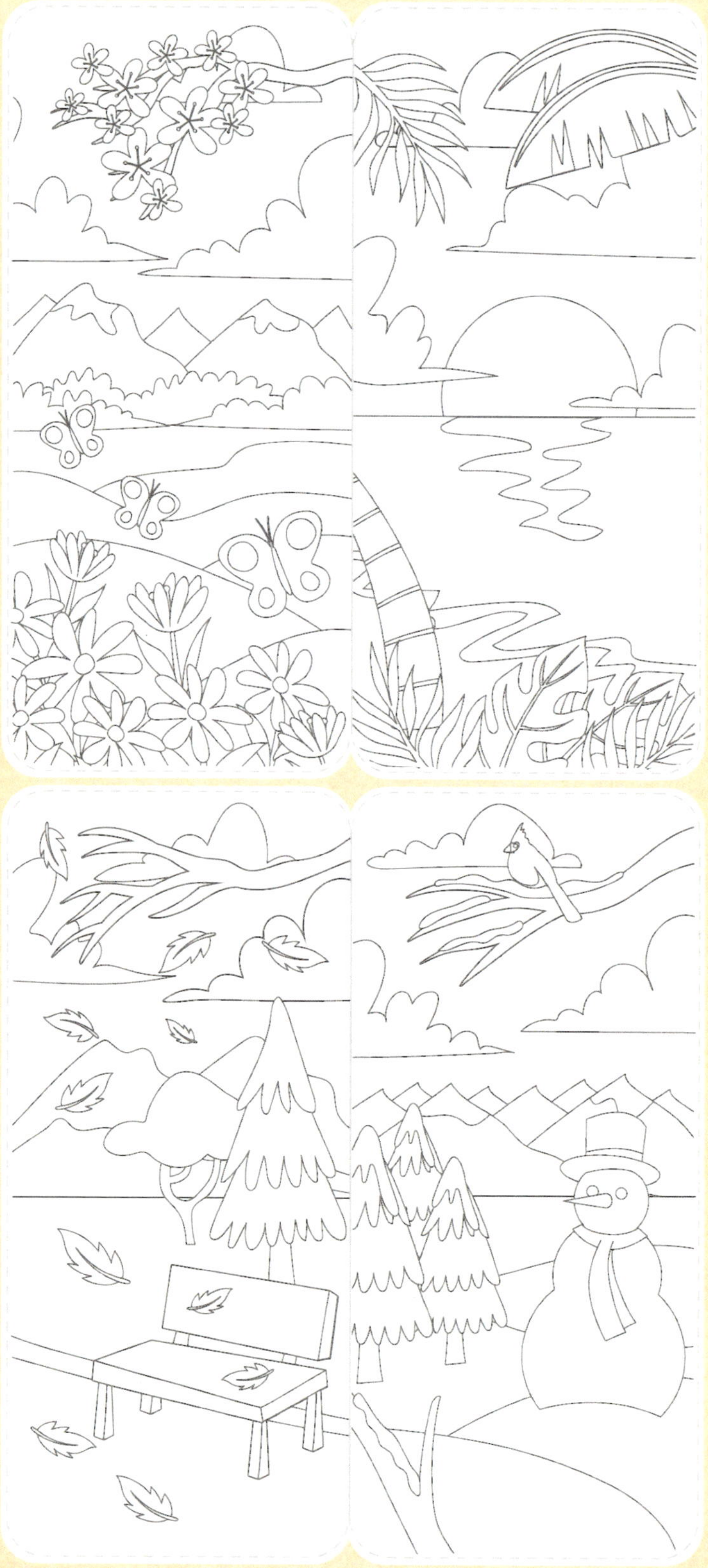

내가 요즘 읽는 책이나, 워크북 사이에 끼워 책갈피로 사용해 보세요.

년 월 일 요일

물병으로 운동하기

본문의 내용을 읽고 따라 해보세요.

주변에서 쉽게 볼 수 있는 물건으로 운동을 하며 운동에 보다 쉽게 다가갈 수 있습니다. 무게가 같은 생수병 2개를 준비하여 아래 스트레칭을 따라 해보세요.

❋ 제자리 걷기 ❋ 반원 그리기

1분간 교차로 진행

시선을 따라가며!

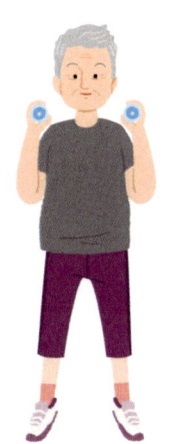 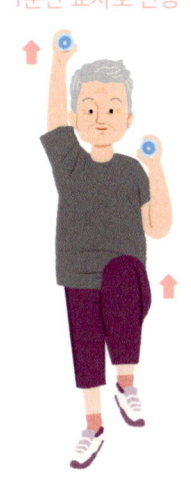 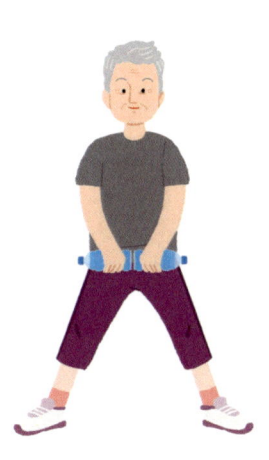 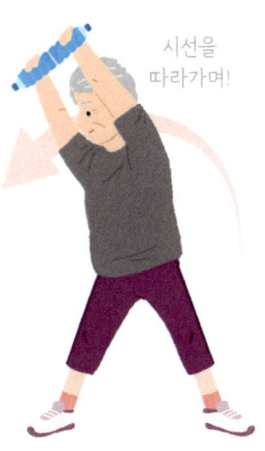

양손에 생수병을 하나씩 쥐고 팔꿈치를 접어 어깨로 가져가 준비를 합니다.

한쪽 손을 귀 옆으로 들어 올리며 다른 쪽 다리를 들어 올립니다.

다리를 어깨너비보다 1.5배 넓게 벌립니다.

두 손을 모아 발 쪽으로 상체를 숙인 뒤, 반원을 반대 발 쪽으로 보내줍니다.

❋ 런지 동작과 팔 운동

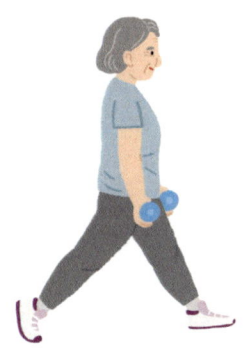 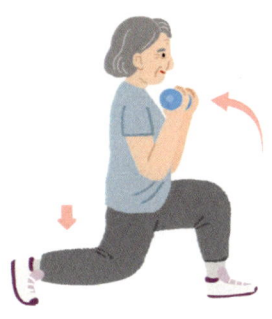 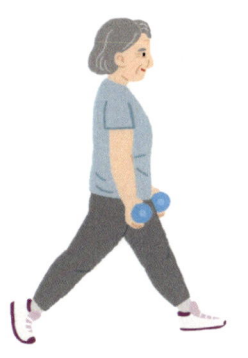

한 발을 뒤로 보내고 발꿈치를 띄워 몸통이 흔들리지 않도록 골반에 힘을 줍니다.

앞뒤 무릎을 굽히며 동시에 팔꿈치를 접습니다. 생수병을 쥔 손이 앞을 향하게 합니다.

무릎을 다시 펴며 원위치, 방금 전 동작을 반복합니다.
양발 모두 10회씩 X 3세트

규칙 찾기

〈보기〉의 예시를 참고하여 규칙을 찾아 빈칸을 채워보세요.

〈보기〉 ★ ○ → ★ ○ → ★ ○

① 12 21 ___ 21 12 21 12 ___

② ↑ ← ↓ → ↑ ___ ↓ →

③ ♥ ♥ ___ ◁ ◎ ♥ ♥ #
→ ___ ◎ ♥ ♥ # ◁ ___ ♥

④ ✿ ❀ ___ ✿ ❀ ⚡ ✿ ❀
→ ⚡ ___ ❀ ⚡ ✿ ___ ___ ___

⑤ ___ ㄷ ㅂ ㅇ ㅅ ㄱ ㄷ ㅂ
→ ㅇ ㅅ ㄱ ㄷ ㅂ ㅇ ㅅ ㄱ
→ ㄷ ㅂ ㅇ ㅅ ___ ___ ㅂ ㅇ

년 월 일 요일

자서전 소설 쓰기

나의 인생을 바탕으로 자서전 소설을 적어보세요.

자서전 소설은 자신의 이야기를 그대로 쓰는 것이 아닙니다.
나의 경험을 바탕으로 쓰지만, 자신이 원하는 방향으로 이야기를
창작하여 인생의 일부분을 적어보도록 합시다.

[ ] 의 인생 한 페이지

년 월 일 요일

요즘 나의 생각들

지금 나의 머릿속에 있는 생각들을 생각나는 대로 모두 적어보세요.

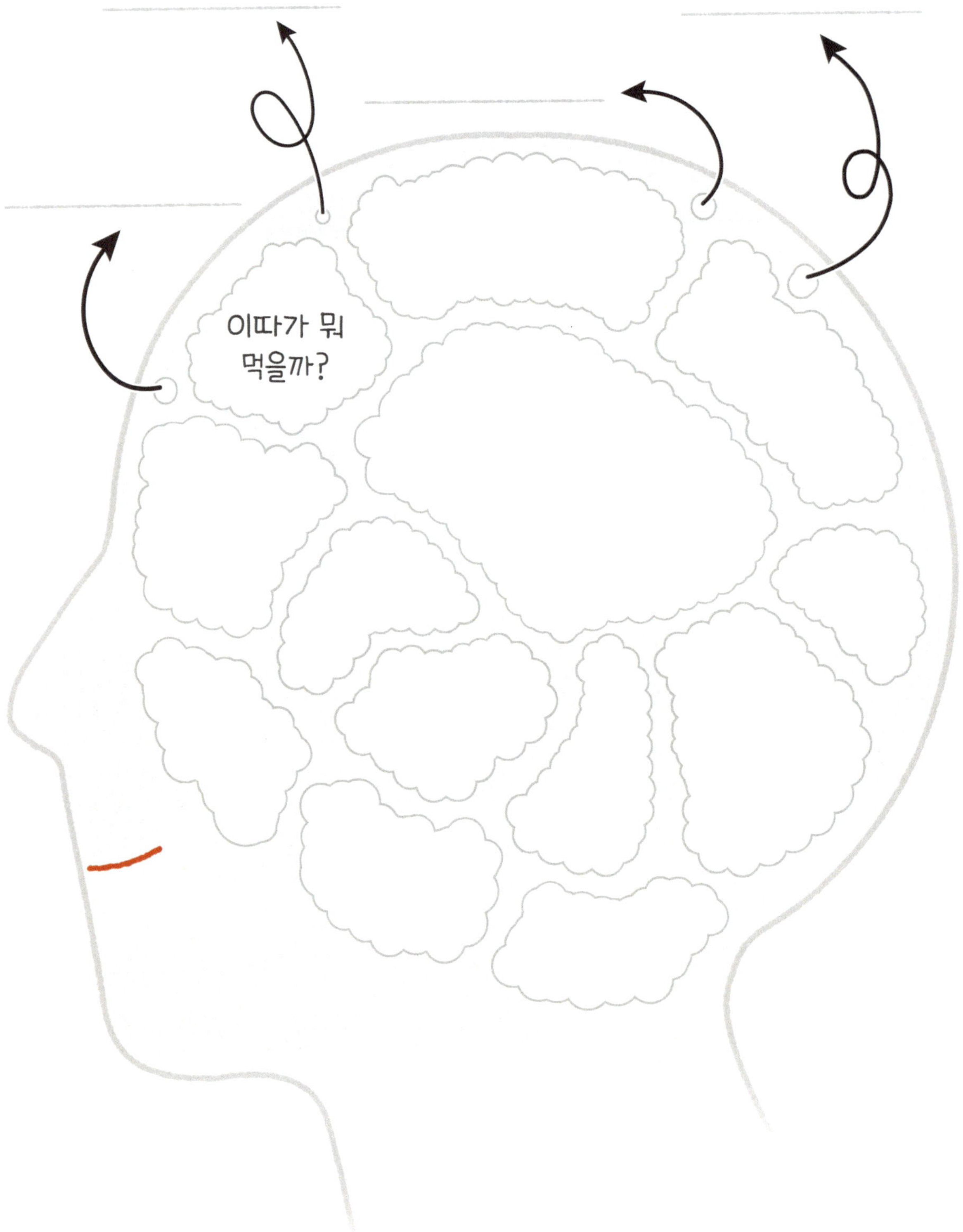

이따가 뭐 먹을까?

년 월 일 요일

글자 조합하기

<보기>의 글자를 조합해 만들 수 있는 단어를 모두 적어보세요.

<보기>

김 지 니
자 아 늘
고 네 부
강 두 동
　수 머 냉
식 모 장
영 바 음
랑 할 사
　만

_____　　　_____

_____　　　_____

_____　　　_____

년 월 일 요일

내 이름 삼행시

내 이름으로 시를 지어보세요.

> 우리는 모두 존재만으로 소중한 존재입니다. 소중한 나의 이름을
> 소리 내어 3번 읽어보세요. 내 이름으로 삼행시를 지어보며
> 나를 더 아끼는 마음을 키워보세요.

❋ 나의 이름을 한글, 한자로 적어보세요.

한글   한자

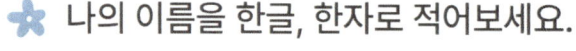

❋ 내 이름 시를 짓고, 어울리는 그림을 그려 꾸며보세요.

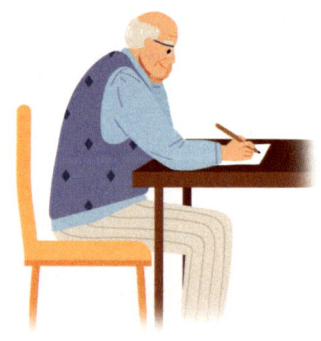

년 월 일 요일

계산하기

〈보기〉의 음식값을 참고하여 질문에 답해보세요.

<보기>

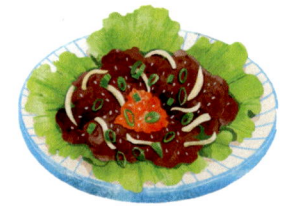 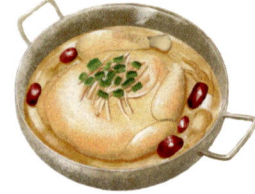  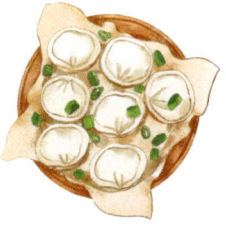

| 제육볶음 8,000원 | 삼계탕 10,000원 | 김밥 3,500원 | 만두 6,500원 |

✿ <보기>를 참고하여 음식값을 계산해 보세요.

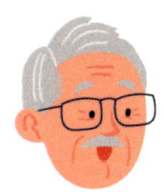

삼계탕 1그릇, 김밥 2줄, 만두 1인분 포장해 주세요.

합계 금액 : _____ 원

✿ 내가 낸 금액을 확인하고 얼마를 거슬러 받아야 하는지 계산해 보세요.

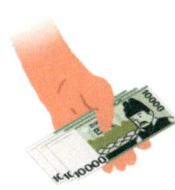 여기 현금 **30,000원** 이요.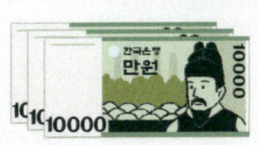

거스름돈 : _____ 원

년 월 일 요일

우리나라 태극기

아래 태극기 퍼즐을 오리고, 바르게 배치하여 붙여보세요.

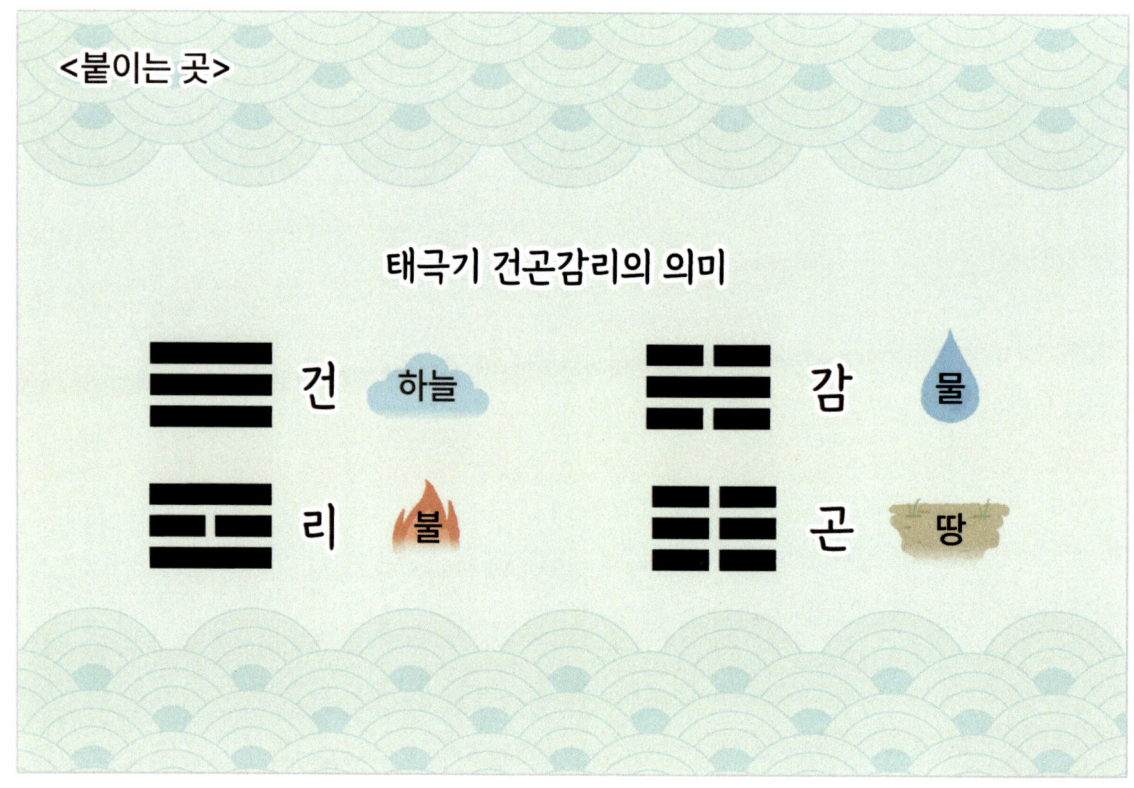

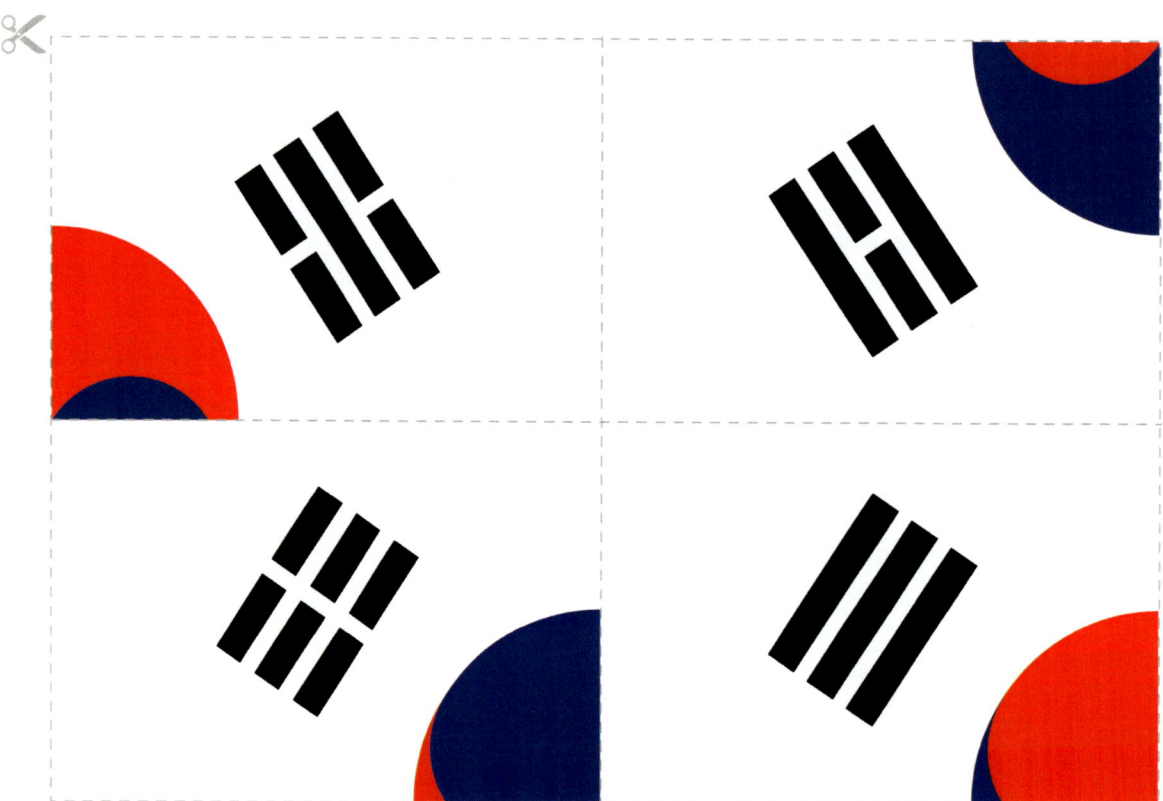

년   월   일   요일

감사 일기

솔직하고 자유롭게 감사 일기를 적어보세요.

감사 일기 쓰는 법

첫 번째. 오늘 하루를 천천히 되돌아보세요.

두 번째. 오늘 있던 감사한 일을 떠올려 보세요.

세 번째. 한 줄이라도 좋으니, 떠올린 내용을 적어보세요.

❋ 오늘 있었던 감사한 일과 감사한 대상에 대해 적어보세요.

_____
_____
_____

❋ 위의 내용을 왜 감사하다고 느꼈는지 적어보세요.

_____
_____
_____

❋ 스스로에게 감사한 점을 적어보세요.

_____
_____
_____

정답

p.2

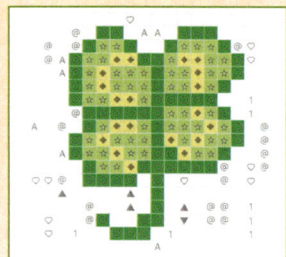

네잎클로버

p.10

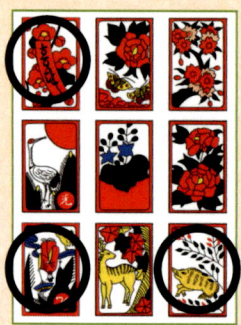

p.14-15

연근(1월), 딸기(2월), 쑥(3월), 완두콩(4월), 죽순(5월), 오이(6월), 시금치(9월), 고등어(10월), 귤(12월)

p.17

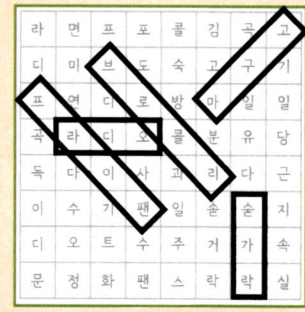

라디오, 프라이팬, 고구마, 브로콜리, 숟가락

p.18

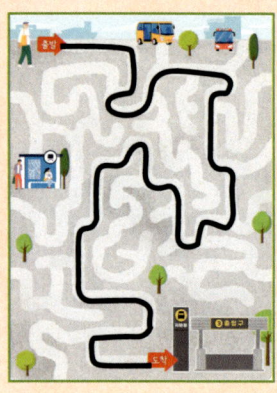

p.21

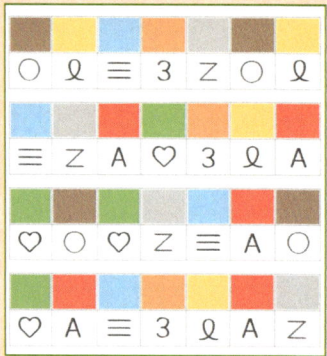

p.24

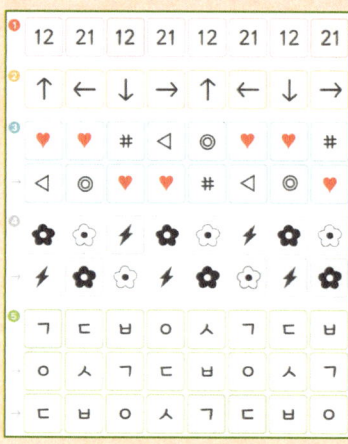

p.29

합계 금액 : 23,500원
거스름돈 : 6,500원

p.30

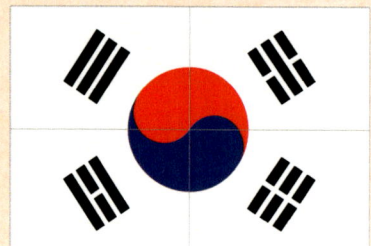